DU MASSAGE

DANS LES

FRACTURES JUXTA-ARTICULAIRES

PAR

A. L. LAPERVENCHE

Docteur en médecine de la Faculté de Paris,
Ancien interne des hôpitaux de Bordeaux et de Paris,
Lauréat (*bis*) des hôpitaux de Bordeaux, médaille de bronze et prix de l'administration,
Membre de la Société d'anatomie et de physiologie de Bordeaux,
Médaille de bronze de l'Assistance publique.

PARIS

IMPRIMERIE DE LA FACULTÉ DE MÉDECINE

A. DAVY, Successeur de A. Parent

52, RUE MADAME ET RUE CORNEILLE, 3

1887

DU MASSAGE

DANS LES

FRACTURES JUXTA-ARTICULAIRES

PAR

A. L. LAPERVENCHE

Docteur en médecine de la Faculté de Paris,
Ancien interne des hôpitaux de Bordeaux et de Paris,
Lauréat (*bis*) des hôpitaux de Bordeaux, médaille de bronze et prix de l'administration
Membre de la Société d'anatomie et de physiologie de Bordeaux,
Médaille de bronze de l'Assistance publique.

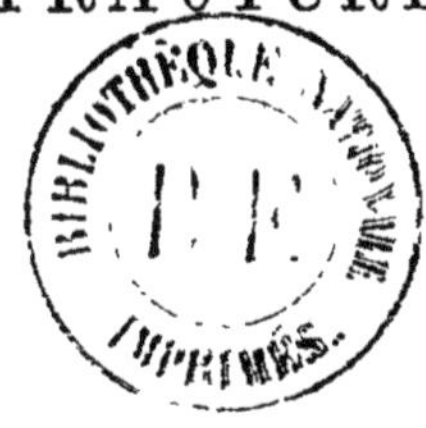

PARIS

IMPRIMERIE DE LA FACULTÉ DE MÉDECINE

A. DAVY, Successeur de A. Parent

52, RUE MADAME ET RUE CORNEILLE, 3

—

1887

AVANT-PROPOS

Dans ce travail, avant d'indiquer le manuel opera-
toire ainsi que les effets obtenus par le *massage* dans le
traitement des fractures juxta-articulaires, nous avons
cru bon de passer en revue les opinions diverses des auteurs sur les accidents consécutifs à l'immobilisation,
sur la pathogénie des roideurs articulaires, et enfin sur
les divers moyens d'éviter ces complications des fractures.

Dans une deuxième partie, après avoir établi les bé-
néfices obtenus par le massage, nous indiquons les différents procédés des auteurs, la méthode que nous avons
suivie, nos conclusions enfin basées sur les observations
qui terminent ce travail.

INTRODUCTION

« Si par guérison (des fractures) on entend le retour
des fonctions à l'état normal, disait Malgaigne (1), il
n'est peut-être pas une seule fracture qu'il soit permis
de considérer comme guérie, parce que la consolidation
est faite. » Les faits d'impotence fonctionnelle consécutive aux fractures voisines des articulations, signalés
par de nombreux auteurs,les discussions à la Société de
chirurgie sur l'ankylophobie (Verneuil), les travaux de
Schede de Hambourg, de Meuzel de Trieste, de Mezger
et de Tilanus d'Amsterdam, et les communications de
Lucas-Championnière,à la Société de chirurgie(juin 1886)
nous ont poussé à rechercher les effets du massage dans
le traitement de certaines fractures.

Notre excellent ami et compatriote le Dr Georges
Berne avait été le premier, à Paris,à expérimenter cette
méthode et à l'appliquer aux fractures du péroné dès
1884. Il a bien voulu nous faire connaître sa façon de
procéder et nous communiquer ses observations.

Les résultats obtenus dans le traitement des fractures
du radius et du peroné ayant été très satisfaisants,nous
avons essayé d'élever la question plus haut en traitant
par cette méthode un grand nombre d'autres fractures
voisines des articulations, du genou, du coude, de l'ar-

(1) Malgaigne. Traité des fractures et luxations, t. I.

\ticulation coxo-fémorale. Comme le montreront les observations contenues à la fin de ce travail, les effets obtenus n'ont pas trompé notre attente et nous avons cru bon de ne pas passer ces faits sous silence.

Nous prions M. le professeur Lannelongue de recevoir l'hommage de notre profonde reconnaissance pour l'honneur qu'il nous fait en acceptant la présidence de notre thèse.

Nous n'avons garde d'oublier ici M. le professeur Azam, de Bordeaux, MM. Dudon et Negrié dont nous avons écouté les leçons au début de nos études.

Que nos chers maîtres dans les hôpitaux de Paris, MM. Péan et L. Labbé, reçoivent nos sincères remerciements pour le bienveillant accueil que nous avons toujours trouvé auprès d'eux en même temps qu'ils nous enseignaient les grands principes de la chirurgie française.

Nous ne saurions trop remercier MM. Maygrier, Th. Anger, Nélaton, Campenon et Schwartz qui ont été pour nous des guides précieux, pendant nos années d'internat dans les hôpitaux.

Le Dr Georges Berne, tout en nous communiquant ses observations, nous a prodigué ses excellents conseils, nous ne saurions lui en être trop reconnaissant.

FRACTURES JUXTA-ARTICULAIRES

LEUR TRAITEMENT PAR LE MASSAGE

CHAPITRE PREMIER

État des membres fracturés après la consolidation

L'état des membres fracturés après leur consolidation a été l'objet de nombreuses études, Malgaigne, Gurlt, Gosselin et bien d'autres ont traité de la convalescence des fractures.

Il n'est personne qui, ayant suivi un service de chirurgie, n'ait eu l'occasion de voir un membre fracturé que l'on vient de retirer de l'appareil inamovible dans lequel il est resté de 30 à 40 jours, suivant les règles -classiques. La peau sèche et rugueuse est parsemée d'écailles épidermiques qui se détachent par place, et laissent à nu une peau mince et d'un rouge luisant. La chute des poils est fréquente, et Gunther (1) avait signalé des troubles du côté des ongles, mais c'est plutôt la conséquence d'une lésion nerveuse comme l'ont dé-

____

(1) Gunther. Gaz. des hôp., 1842.

montré, Malgaigne, Beau, Wair, Mitchell, Lataste. Le membre est diminué de volume, parfois augmenté, mais alors cette augmentation est due à l'œdéme, dans le cas contraire, l'atrophie peut intéresser non seulement le groupe des extenseurs en cause, mais atteindre encore des groupes musculaires très éloignés de la lésion principale. A la suite de fracture de l'extrémite inférieure du péroné, Berne (de Paris) a signalé l'atrophie des extenseurs de la jambe, du triceps fémoral et des muscles fessiers, et comme phénomène concomittant, l'abaissement de la température. Malgaigne l'attribuait à l'immobilité prolongée et à la compression des appareils ; Gosselin (1), qui a bien étudié cette altération des muscles, l'attribuait à une diminution des fibrilles, c'est aussi l'opinion de Lejeune (2). César (3) rapporte des cas où elle est due à des lésions nerveuses, et Hayem (4) dit que la lésion atteint à la fois la fibre musculaire et le tissu conjonctif interfibrillaire. Lataste (5) l'attribue aux phénomènes inflammatoires dont le membre fracturé est le siège, c'est l'opinion de Valette (6).

Quelle que soit la cause, il est très difficile de rendre au membre, chez certains sujets, son volume primitif une fois la consolidation complète ; aussi importe-t-il de

(1) Gosselin. Gaz. hebd. de méd. et de chir., 1856.
(2) Lejeune. Th. Paris, 1859.
(3) César. Th. Paris, 1876.
(4) Hayem. Dre Dechambre, art. Muscles, 1877.
(5) Lataste. Th. Paris, 1880.
(6) Valette. Dre Jaccoud, art. Fractures.

chercher à conserver l'intégrité musculaire, nous donnerons plus loin les résultats que nous avons obtenus.

On peut observer aussi des troubles circulatoires survenant après la consolidation des fractures ; ceux qui sont produits par l'exubérance du cal et la compression des veines, faits d'Alison (1) et de Laugier (2), n'ont pas trait à notre sujet ; il n'en est pas de même de ceux qui sont sous la dépendance de la phlébite et des thromboses faits de Durodié, Gosselin, et de leurs funestes conséquences : les embolies signalées par Velpeau (3) et bien connues surtout depuis les observations d'Azam (4), la mort en a été la conséquence, d'autre part Gosselin a signalé de petites embolies qui ont déterminé des accidents passagers. Ces faits, dus évidemment aux phénomènes inflammatoires et à l'immobilité longtemps prolongée, ne se retrouveront plus si l'on pratique *le massage et la mobilisation précoces*.

Il nous reste maintenant à parler de la plus grave des complications qui suivent la convalescence des fractures, il s'agit des roideurs articulaires. Les auteurs anciens avaient déjà été frappés de leur fréquence, surtout après les fractures siégeant au voisinage des articulations.

Hippocrate (5), sans s'y arrêter d'une façon particulière, ne manque pas de dire que le pronostic des frac-

(1) Alison. Th. Paris, 1871.
(2) Laugier. Th. de concours, 1841. Cals difformes.
(3) Compte rendu de l'Académie des sciences, avril, 1862.
(4) Azam. Bul. de la Soc. de chirur., 1862.
(5) Hippocrate. Laboratoire du chirurgien. Trad. de Gardeuil.

tures est aggravé par le voisinage des articulations, et
dans les préceptes relatifs au traitement, qui forment une
partie considérable de son ouvrage, le médecin de Cos
conseille de régler la situation, l'extension, la flexion
d'après les positions naturelles. Galien désigne cette
complication sous le nom d'ankylosis, puis Oribaze (1)
au IVe siècle, et, après lui, les Evemboles, médecins grecs
qui traitaient les fractures et les luxations, ne parlent
guère de cet accident. Il faut arriver à A. Paré (2) pour
voir nettement signalées les roideurs articulaires :
« Lorsqu'il se fait, dit-il, fractures près les iontures, le
mouvement est après difficile, et principalement quand
le callus demeure gros, et aussi du tout perdu si là ionture est attrite et froissée. »

J. L. Petit (3) signale la fréquence et la gravité de
cette complication : « le repos est cause de quantité
excédente de synovie qui peut encore produire l'an-
chylose. »

Les œuvres chirurgicales d'Astley Cooper, renferment
plusieurs observations de roideurs articulaires consécutives au traitement des fractures de l'extrémité inférieure
du radius. « Quelquefois, dit cet auteur, la guérison se
fait longtemps attendre, et il peut s'écouler six mois avant
que les doigts aient repris leur mobilité. »

Boyer, Hunter, Cruveilhier se sont aussi préoccupés

---

(1) Oribaze. Trad. de Busmaker et Daremberg, t. IV, chirurgie
et bandages.
(2) A. Paré. Trad. de Malgaigne, t. II, p. 199.
(3) J.-L. Petit. Traité des maladies des os.

des roideurs articulaires ; Bonnet (1), au sujet des fractures du radius, dit qu'il importe de ne pas immobiliser plus de 30 jours, crainte de roideursdifficiles à détruire. Il imagine de plus un appareil destiné à rendre aux doigts et au poignet leur mobilité.

Hervez de Chegoin 2 fait paraître un article dans les journaux scientifiques, et Malgaigne (3) s'étend longuement dans son ouvrage sur cette complication :

« Après les fractures du col du fémur, les roideurs articulaires empêchent les fonctions du membre durant plus de temps qu'il n'en a fallu pour la consolidation. J'ai vu des fractures du col fémoral, traitées par moi-même avec toute la vigilance possible, ne permettre le retour des mouvements qu'après deux ou trois mois. J'ai vu un malade traité par Boyer qui n'avait pu marcher librement qu'un an après avoir été renvoyé guéri de sa fracture. J'ai vu des vieillards renvoyés comme guéris de fracture du col du fémur ne pouvoir encore quitter leurs béquilles après 4 et 7 ans. J'en ai vu un qui, 20 ans après une semblable fracture, n'avait pu recouvrer la libre flexion du genou. La roideur articulaire est donc la dernière conséquence et le phénomène consécutif le plus persistant après ces lésions, ce n'est qu'après sa disparition, que le membre rentre dans la plénitude de ses fonctions normales. »

Gurlt (4) traite en quelques mots la question dans son

(1) Bonnet. Maladies articulaires, Paris, 1853, p. 492.
(2) Hervez de Chégoin. Union médicale, 1848.
(3) Malgaigne. Fractures et luxations, t. I.
(4) Gurlt. Der knochenbrüche Lehre, 1860.

livre des fractures, et Wolkmann y fait allusion dans l'article Ankylose du dictionnaire de Billroth et Pitha. Les fractures du coude étudiées par Berthomer (2) sont souvent suivies d'ankylose, Gosselin (3), dans ses cliniques, en signale de nombreux exemples, d'autant plus graves qu'ils surviennent chez des personnes âgées.

Enfin, au congrès de Berlin, en 1884, Schede, de Hambourg fait ressortir les troubles fonctionnels graves qui succèdent à la fracture du radius ; il est rare qu'un chirurgien dans sa pratique n'ait pas l'occasion de voir quelques faits de ce genre.

(1) Berthomer. Th. Paris, 1875.
(2) Gosselin. Cliniques de la Charité.

CHAPITRE II

Pathogénie des roideurs articulaires,

Si un grand nombre d'auteurs sont d'accord pour considérer les roideurs articulaires comme fréquentes après les fractures préarticulaires, tous n'ont pas les mêmes idées sur leur pathogénie.

J.-L. Petit les attribuait à l'épanchement du cal dans l'intérieur de l'article, ou bien à l'acreté de la synovie qui amène le dépolissement des surfaces articulaires et leur soudure. Duvernoy croyait à une rétraction des ligaments et des muscles, et Boyer, à une secrétion moindre de la synovie avec roideur et engorgement des tissus périarticulaires.

Teissier (1), s'appuyant sur des observations et des autopsies, attribue à l'immobilité les roideurs consécutives aux fractures, d'autres accusent les appareils, et Bonnet (2), acceptant les conclusions de Teissier, dit que l'immobilité prolongée peut produire :

1° L'épanchement de sang et de sérosité dans les cavités articulaires ;

(1) Teissier. Gaz, méd. de Paris, 1841
(2) Bonnet. Loc. cit. p. 508.

2° L'injection des synoviales et la formation des fausses membranes ;

3° L'altération des cartilages ;

4° L'ankylose fibro-celluleuse.

On peut opposer à cette opinion les faits contradictoires de Cruveilhier et Arnoltz, où des articulations temporo-maxillaires se sont trouvées immobilisées pendant un grand nombre d'années sans que l'on ait retrouvé aucune altération des surfaces. Des observations de Malgaigne, de Pigné et d'Ollier (1) (de Lyon) sont d'accord avec ces faits.

Malgaigne attribue les adhérences intra-articulaires à une arthrite, et Jarjavay (2) les considère aussi comme les conséquences de phénomènes inflammatoires d'autant plus intenses que le trait de fracture pénètre dans l'articulation, Mais il peut y avoir aussi des lésions articulaires à la suite des fractures de la diaphyse comme l'ont montré les travaux d'Alison (3), de Berger (4), d'Amodru (5) et de Bieulac (6).

Reyher de Dorpat (7) étudie aussi la question au point de vue anatomo-pathologique et dit que l'immobilité prolongée des articulations saines amène la dégénérescence des cartilages articulaires et leur transformation

(1) Ollier. Art. Ankylose, D{re} Dechambre.
(2) Jarjavay. Th. concours Paris, 1851.
(3) Alison. Th. Paris. 1871.
(4) Berger. Th. Paris, 1876.
(5) Amodru. Th. Paris, 1879.
(6) Bieulac. Th. Paris, 1869.
(7) Deut. Zert. f. chir. III, p. 199-265.

en tissu conjonctif; mais cette lésion est limitée aux points où les cartilages cessent d'être en contact. D'autre part, si l'immobilité a été interrompue, les mouvements produisent une synovite hyperplasique et des ankyloses fibreuses ou cartilagineuses.

Des recherches du professeur Panas il résulterait que tout est un peu en jeu, capsules, ligaments, aponévroses, tendons et muscles ; mais il doit aussi être tenu compte des causes prédisposantes : l'âge et les diathèses.

Pour Berne (1), la présence de l'épanchement sanguin suffirait seule à expliquer l'arthrite plastique subaiguë, le sang jouant là le rôle de corps étranger, et l'heureuse influence du massage qui hâte la résorption des produits épanchés.

(1) Berne. Communication orale.

CHAPITRE III

Traitement préventif des roideurs articulaires.

I. *Mobilisation précoce.* — La question des roideurs articulaires consécutives au traitement des fractures avait depuis longtemps attiré l'attention des chirurgiens. Les moyens destinés à combattre ces accidents n'ont pas trait à notre sujet, nous nous occuperons seulement de ceux qui ont pour but de les prévenir : *la mobilisation précoce et le massage.*

Au sujet des fractures du coude, nous trouvons dans A. Paré (1) : « D'abondant tu n'oublieras pareillement à fléchir et estendre parfois le bras du malade, toutefois sans douleur, le moins qu'il sera possible, pour obvier que, par la fluxion qui se fait à la ionture du coude et parties voisines, et la longue demeure, les os d'icelle ionture ne s'agglutinent ensemble, d'où s'ensuit après immobilité de la ionture comme s'il y avait eu un callus formé. Galien l'a appelé ancyle ou ancylosis. »

J. L. Petit (1) voulait qu'on imprimât de bonne heure des mouvements aux jointures immobilisées et, après lui, la plupart des autres chirurgiens ont insisté sur l'importance de cette manœuvre.

(1) Paré. Trad. Malgaigne, t. II, p. 320.

Warner (1), dans les fractures de la rotule, rapproche les fragments à un pouce au moyen d'un bandage, et fait faire peu après des mouvements.

Camper (3) appliquait un bandage pendant sept à huit jours et faisait marcher le malade.

Flajani (4) traitait le gonflement par la position et des fomentations, puis le gonflement dissipé, disait au malade de plier la jambe dans son lit, et le faisait lever peu après. Il cite à l'appui trois observations, un malade s'est levé le 13ᵉ jour, les deux autres le 9ᵉ. L'un a marché sans canne le 18ᵉ, l'autre le 26ᵉ jour.

Pott disait que les malades qui marchent le mieux sont ceux qui font des mouvements aussitôt que le gonflement a disparu.

Bronfield, B. Bell et Ravaton employaient un procédé mixte. En 1860, nous voyons Morel-Lavallée lire à l'Académie de médecine une note intitulée : « Moyen nouveau et très simple de prévenir l'ankylose et la roideur dans les fractures. » Il employait un bandage qui entourait tout le membre, puis, au niveau de chaque articulation, il établissait une brisure en interposant dans un appareil solidifiable ordinaire, une couche d'un corps gras éntre deux tours de bande superposés. Ainsi lubréfiés par leurs surfaces contiguës, ces deux tours restent indépendants, et jouent merveilleusement l'un sur l'autre.

(1) J.-L. Petit, loc. cit.
(2) Warner. Obs. de chir. Trad. fr., p. 159.
(3) Camper. OEuv. chir.
(4) Flajani. Nuovo methodo di medicare alium malattie Roma, 1886.

Bosia (1), dans sa thèse, expose et recommande cette méthode, et dit qu'on doit imprimer des mouvements à la jointure, mais avec les plus grands ménagements. Hennequin (2) est d'avis que, dans les fractures, la mobilisation ne doit pas être entièrement abandonnée, aussi dans son nouvel appareil pour le traitement des fractures du fémur, il fait l'extension, le membre étant dans la demi-flexion, et le malade n'est pas obligé de garder constamment le décubitus horizontal, mais peut s'asseoir sur le lit. Suivant les idées du professeur Panas, Buzot (3) cherche à prévenir ces roideurs en immobilisant le membre dans certaines positions qui varient suivant les articulations :

Pour le genou, flexion légère 35°;

Pour l'articulation tibio-tarsienne, flexion à angle droit;

Pour le poignet, extension légère, 7 à 8°;

Pour la hanche, flexion légère;

Pour l'épaule, abduction avec propulsion en avant ;

Pour le coude, angle droit.

D'autre part, en 1879, Verneuil (4), à la Société de chirurgie, communique un travail sur l'ankylophobie, et proscrit les manœuvres faites en vue de prévenir ou de combattre les roideurs articulaires. La mobilisation naturelle seule sera suffisante pour permettre aux arti-

(1) Bosia. Th. Paris, 1861.
(2) Hennequin. Trait. des fractures du fémur.
(3) Buzot. Th. Paris, 1876.
(4) Bulletins de la Société de chirurgie, 1879.

culations de reprendre leurs fonctions habituelles. Berger accepte cette opinion. Mais ce n'est pas l'avis de M. Trélat, Duplay et Desprès, qui conseillent les mouvements et le massage. Le professeur Lefort (1) est aussi partisan de mobiliser artificiellement et de bonne heure.

Hamilton (2), au sujet du traitement dans la fracture de Colles, dit qu'on ne doit pas oublier pour prévenir la roideur de soumettre de bonne heure le poignet à des mouvements passifs ; et en parlant des fractures du péroné, il signale la fréquence de l'ankylose, et conseille d'imprimer des mouvements de bonne heure.

Il signale la pratique d'Astley Cooper qui avait depuis longtemps proposé la non-immobilisation dans les fractures du col du fémur, et qui faisait lever le malade et marcher avec des crosses, aussitôt que l'état du membre et la santé générale le permettaient. Il préconisait surtout ce traitement pour les fractures intra-capsulaires, car, dans ces cas, la consolidation osseuse est très rare, et il y a tout avantage à ne pas laisser les poumons se congestionner dans le décubitus dorsal. Cet auteur rapporte encore quatre observations de fracture intra-capsulaire du col fémoral, où l'immobilisation fut rejetée : Cas de Harris, Field, Mussey et Wakelee, les résultats obtenus furent aussi complets qu'avec aucune des autres méthodes. Mais Hamilton préfère immobiliser dans tous les cas, de crainte qu'une erreur de diagnostic

(1) Revue de chirurgie, 1882.
(2) Hamilton, Fractures et luxations, trad. de Poinsot.

ne porte grand préjudice au malade dans le cas de fracture extra-capsulaire.

Menzel de Trieste (1), dans les fractures du radius, emploie des attelles, mais fait exécuter des mouvements passifs tous les deux jours. Starke (2), dit Norstrom, emploie aussi les mouvements dans les fractures du radius et du péroné. Schede de Hambourg applique une attelle palmaire qui permet les mouvements des doigts, et, tous les huit jours, il enlève l'appareil pour l'exécution de mouvements passifs.

II. *Massage.* — A ces mouvements passifs faits de bonne heure ou tardivement, on a ajouté le massage destiné lui aussi à prévenir les roideurs articulaires.

Il est difficile de remonter à l'origine du massage dans ses différentes applications, M. Dujardin-Beaumetz (3), dans une leçon faite à l'hôpital Cochin sur la massothérapie, fait remonter ce moyen thérapeutique à la plus haute antiquité. Les peuples les plus primitifs emploient les pratiques du massage pour les cures des maladies et aussi des contusions. Darwin (4) le trouve employé chez les habitants de la terre de Feu, et le major Haydes (5), dans sa mission scientifique au cap

(1) Menzel de Trieste. Cent. Blatt. f. chir., 1877, n° 3.
(2) Norstrom. Traité du massage.
(3) Dujardin-Beaumetz. Bull. de thérapeutique, 30 juillet 1887.
(4) Darwin. Voyage d'uu naturaliste autour du monde. tr. franç.
(5) Haydes, médecin de la mission française pour étudier le passage de Vénus devant le soleil.

Horn, dit que les Fuégiens s'en servent journellement.

Mais son application au traitement des fractures pré-articulaires est d'origine plus récente.

D'abord employé pour l'entorse simple, par Lebatard (1), Elleaume (2) et Bizet, il est bien étudié dans la thèse d'Estradère, qui fait voir les effets physiologiques et les résultats merveilleux qu'on en peut obtenir.

En 1866, Bizet emploie le massage pour le diagnostic de fractures accompagnées d'épanchement sanguin. Après la disparition de ces accidents, on perçoit plus nettement la crépitation et la discontinuité de l'os. Il signale ce moyen comme très utile pour combattre les roideurs articulaires consécutives et dit qu'il peut prévenir la thrombose et l'embolie. Enfin, pour les fractures situées non loin des articulations et compliquées d'entorse, ce chirurgien militaire n'hésite pas à dissiper par le massage l'épanchement intra ou extra-articulaire, car là même où l'on soupçonne une lésion osseuse, le massage en dégageant l'inconnue ne sera pas nuisible. Et il ajoute : si le massage ne vient pas en aide au diagnostic, il sert manifestement d'aide puissant au traitement dont il abrège la durée par une action prompte et incontestable (3).

Le massage entre alors couramment dans la pratique,

(1) Lebatard. Gaz. des hôpitaux, 1858.
(2) Elleaume. Gaz. des hôpitaux, 1859.
(3) Bizet. Recueil de mémoires de méd et de chir. militaire, 1865 IIIᵉ série, t. XVI, p. 244.

il est appliqué pour combattre les accidents primitifs, pour remédier aux roideurs articulaires consécutives, mais on n'a pas encore songé à le pratiquer pendant la consolidation de l'os fracturé. En effet, Bizet, après avoir massé pendant les premiers jours, immobilise le membre fracturé pendant 30 à 40 jours et ne se met pas à l'abri des roideurs articulaires.

En 1874, Bourguet (d'Aix), Dubreuilh (de Montpellier), emploient le massage dans les fractures juxta-articulaires et publient des observations.

Marc Sée, en 1884, à la Société de chirurgie, fait une communication sur l'application de la bande élastique dans les fractures voisines des articulations. Plus tard, Larger propose une autre manière de faire, c'est d'anémier le membre en appliquant la bande d'Esmarck et de pratiquer une sorte de massage ischémique.

Enfin, nous arrivons aux travaux les plus récents de Schede (de Hambourg), de Menzel (de Trieste), de Mezger et Tilanus, (d'Amsterdam). Au Congrès de chirurgie française tenu à Paris, en 1885, Tilanus avait fait une communication sur le résultat des diverses méthodes de traitement des fractures de la rotule. Il publie une statistique où le traitement ordinaire a été l'immobilisation avec fixation de fragments par bandages et appareils, et la durée du traitement a été, en moyenne, de cinq mois. En regard, se trouvent les résultats obtenus par la méthode qu'il appelle hollandaise (traitement sans immobilisation avec compression, massage et mouvements de l'articulation). La durée moyenne du traitement est de 41 jours, les malades fléchissent le genou bien plus facilement, la distance des fragments est moitié de celle de l'autre méthode.

On verra dans les trois observations de fracture de la rotule, rapportées à la fin de ce travail, que la durée du traitement a varié de 42 à 48 jours et nous avons employé une méthode mixte : immobilisation des fragments au moyen de la griffe du professeur Duplay dont les avantages ont été bien signalés par Ballue (1), massage et mobilisation de l'articulation.

Berne (de Paris), avait, dès 1884, expérimenté le massage appliqué au traitement des fractures du péroné. Ses expériences eurent lieu à l'hôpital Lariboisière, dans le service du professeur Duplay. Il exposa du reste ses théories et les résultats de sa pratique dans une leçon publique faite à l'hôpital Bichat, en 1885 (juin).

Lucas-Championnière (2) présente de nombreuses observations à la Société de chirurgie et fait une communication à ce sujet. Un de ses élèves, Maison (3), en fait l'objet de sa thèse inaugurale. MM. Terrier et Reclus rapportent des cas où ils ont obtenu par cette méthode d'incontestables succès. Berne (4) publie un article sur la technique du traitement des fractures par le massage; Masse (de Bordeaux) (5) reyient sur ce sujet et montre

(1) Ballue, th. de Paris, 1886.
(2) Soc. de chirurgie, juin, 1886.
(3) Maison, th. de Paris, 1886.
(4) Berne. Rev. gén. de clin. et de thérapeutique (30 juin 1887).
(5) Masse. Gaz. heb. des scien. méd. de Bordeaux (3 juillet 1887).

les bons effets que l'on peut obtenir du massage destiné
à prévenir l'atrophie musculaire, d'après le travail de
Metge (1). Signalons enfin une revue critique parue tout
dernièrement dans la *Gazette des hôpitaux* (2).

(1) Metge. Th. de doctorat, Bordeaux, 1887.
(2) Verchère. Gaz. des hôpitaux, 5 nov. 1887.

CHAPITRE IV

Action physiologique du massage.

L'étude de l'action physiologique du massage, permet
d'expliquer facilement ses merveilleux effets dans la cure
des fractures.

Nous trouvons dans le travail d'Estradère l'opinion
de Merat et de Delens ; ces auteurs disent qu'il facilite
les fonctions de secrétion. et d'excrétion cutanée, rend
l'afflux du sang plus facile, ainsi que les phénomènes
d'endosmose, et par suite de l'afflux du sang, modifie
la circulation générale, la nutrition, la contractilité
musculaire, et rend les mouvements plus aisés. Dissipant
les infiltrations, il active les phénomènes de résorption,
c'est-à-dire la circulation dans les vaisseaux blancs ; la
synovie devient plus fluide, les ligaments regagnent
leur longueur et leur souplesse, il donne enfin aux
articulations une plus grande liberté.

On ne saurait méconnaître, disait Piorry, sa triple
manière d'agir : sur la peau, sur les muscles et sur les
articulations.

Dans le sujet qui nous occupe, cette triple action

bienfaisante est de la plus haute importance, on ne saurait contester les avantages que peut retirer le malade du bon fonctionnement de la peau du membre fracturé. D'autre part, l'inactivité du muscle l'expose à l'atrophie et le massage au contraire lui permet de conserver ses proportions normales. Enfin comme il est un modificateur puissant de l'absorption, il la rétablit si elle est suspendue, ou bien l'active et la régularise.

Von Mosengeil (1) avait constaté l'élévation thermique locale après le massage ; elle variait de 0, 25 à 3°. Berne (2) a reconnu qu'elle pouvait s'élever à un degré plus considérable encore, et atteindre 5°. Pendant le traitement des fractures, il propose d'exercer des manipulations des muscles et du tégument des membres *aussi précocement que possible, lorsque les conditions présentées par les fractures ne sauraient s'y opposer.*

De plus, l'absorption du sang ou de la synovie épanchés dans les régions contuses est longue et expose à des accidents : il faut donc faciliter cette absorption. Les expériences de Mosengeil ont jeté un jour nouveau sur la question ; cet auteur après avoir injecté une solution d'encre de Chine dans des articulations coxo-fémorales d'un lapin a massé l'une et négligé l'autre ; du côté massé, la diffusion du liquide a été rapide ; il est passé dans les vaisseaux lymphatiques et jusque dans le tissu conjonctif de la cuisse, sa direction va

(1) Von Mosengeil. Scalpel, n° 2, 1877.
(2) Berne. Communication à la Société médico-pratique, novembre, 1885.

du centre à la périphérie ; la diffusion de l'encre de Chine sur une grande surface, facilite et hâte sa résorption.

Nous citons à la fin de notre travail trois observations avec autopsies, les malades ayant succombé à la violence du traumatisme ou à des accidents consécutifs.

Dans l'observation XXX, il s'agissait d'une fracture du péroné avec épanchement considérable au pourtour et à l'intérieur de l'articulation tibio-tarsienne. Trois séances de massage avaient été faites, le malade succomba à des accidents de delirium tremens ; — L'ecchymose remontait vers la partie moyenne de la cuisse, mais il n'y avait pas au pourtour de l'articulation tibio-tarsienne de sang épanché en caillot ; il était répandu dans toutes les mailles de tissu cellulaire, le trait de fracture passait au niveau du collet de la malléole externe, et il n'y avait pas de déplacement.

Dans le second cas (obs. XXXIV), il s'agissait d'une fracture du radius, reconnue à un peu de crépitation, car il n'y avait pas le moindre déplacement. La douleur était très vive et il y avait de l'épanchement qui masquait l'extrémité inférieure du radius. Une séance de massage fit disparaître la douleur et l'épanchement. Le malade, qui était tombé d'un 3ᵉ étage, succomba subitement dans la soirée. A l'autopsie, pas trace d'épanchement. La fracture occupait l'extrémité inférieure du radius et présentait un caractère tout spécial : au niveau de la surface articulaire existait une fissure étoilée sans le moindre déplacement ; les rayons de cette fissure, au nombre de trois, remontaient à deux centimètres au dessus de la surface articulaire, le long de la diaphyse. Nous avons trouvé relaté dans l'ouvrage de Hamilton une observation analogue avec figure représentant absolument notre cas (1).

Dans le troisième cas (obs. XI), c'est un malade atteint de fracture de la rotule qui succombe le 30° jour, après un traitement par le massage, la griffe et la mobilisation. Pas d'épanchements, pas de lésions articulaires. Col fibreux résistant de moins d'un demi centimètre.

Ces faits d'anatomie pathologique des fractures après un traitement par le massage présentent un grand intérêt, si nous les rapprochons de quelques autres cas où le massage n'a pas été employé ; il suffit d'avoir fait l'autopsie d'un malade atteint de fracture datant de moins de 15 jours pour trouver un *épanchement de sang* assez considérable au voisinage de la fracture, au pourtour et à *l'intérieur de l'articulation*, ces faits sont presque la règle.

Les observations que nous avons citées à ce sujet sont trop peu nombreuses pour nous permettre de tirer des conclusions, mais ajoutées à celles où la guérison a eu lieu et qui sont en nombre bien plus considérable, elles montrent que la résorption des liquides épanchés est plus rapide après le massage.

Si nous recherchons les conditions que l'on doit essayer de réaliser après une fracture pour que la guérison ait

---

(1) Hamilton, loc. cit., p. 343, fig. 117.

lieu le plus vite possible, nous trouvons qu'elles sont les suivantes :

1° Formation d'un cal solide et suffisamment résistant pour rétablir le squelette osseux dans son intégrité ;

2° Favoriser la circulation afférente et efférente pour entretenir normal l'état de calorification du membre; faciliter les apports nécessaires à la nutrition ; éviter les stases sanguines qui favorisent la thrombose et l'embolie enfin hâter la résorption des liquides épanchés;

3° Éviter l'atrophie musculaire et conserver le réflexe qui indique l'intégrité des centres trophiques.

Ces résultats obtenus, le cal est dans les meilleures conditions possibles pour se former, étant donné l'âge du sujet et sa diathèse.

On doit de plus chercher à faire disparaître la douleur le plus rapidement possible, à éviter les roideurs articulaires et à obtenir ainsi la guérison rapide.

CHAPITRE V.

D'après les observations que nous citons à la fin de
ce travail, nous avons été à même d'étudier l'influence du
massage sur les fractures et nous allons passer en revue
les résultats que nous avons obtenus :

1° Disparition rapide de la douleur;

2° Résorption hâtive de l'épanchement;

3° Atrophie musculaire peu marquée ou nulle;

4° Conservation des mouvements articulaires sans
raideur consécutive;

5° Guérison plus rapide;

6° Absence complète de lésions cutanées : phlyctènes,
desquamation épidermique, chute des poils;

7° Absence des troubles vasculaires : œdème, thrombose
et embolie : absence de troubles de la calorification.

1° La douleur très vive après les fractures qui siègent
au voisinage des articulations est surtout due à l'entorse
concomitante, et pour citer l'opinion de Berne : « alors
même que l'entorse n'existerait pas, l'augmentation de
la pression intra-articulaire produite par l'épanchement
sanguin suffirait à expliquer cette douleur ». Nous
avons cherché, dans les différentes observations de fracture, et dans les cas que nous avons eu sous les yeux

à voir le temps qu'elle mettait à disparaître ; mais à ce sujet, ou bien les détails manquent absolument, ou bien les
chiffres varient dans des proportions si considérables qu'il
est très difficile d'établir une moyenne basée sur des don-
nées sérieuses. Nous sommes donc obligés de noter seulement la date de disparition des phénomènes douloureux après application du massage.

Dans nos observations, le cas où la douleur a persisté
le plus longtemps est celui d'une malade rhumatisante
âgée de 61 ans (Obs. VI), où la douleur ne disparaît
totalement qu'après la huitième séance de massage, au
15e jour ; mais à ce moment la main a presqu'entièrement
repris ses fonctions, et la malade peut s'en servir presque aussi facilement que de l'autre. Dans les autres cas,
la douleur disparaît après la 4e ou la 5e séance de massage.
Nous voulons parler de la douleur aux mouvements, la
plupart du temps après le deuxième massage la douleur
au repos est nulle.

Dans deux observations, les mouvements étaient absolument indolores après la première séance de massage,
mais c'est l'exception, et il faut deux ou trois séances
pour que le malade abaisse lui-même sa main et la
relève, qu'il fléchisse ses doigts et exécute de légers
mouvements de pronation et de supination.

Dans les fractures qui siègent au niveau du col du
fémur et de l'humérus, on sait combien les phénomènes
douloureux sont persistants, et cependant nous voyons
la malade de l'observation I s'asseoir sur son lit et mou-
voir avec une certaine facilité le membre fracturé dès le
15e jour.

Léonardon-Lapervenche   3

D'autre part (Obs. V), le malade de M. Quénu cesse après le 8e jour d'éprouver la douleur quand il remue son bras. A ce moment, il se sert avec facilité de sa main droite.

Nous pouvons donc conclure, d'après les observations que nous avons recueillies et celles qui ont déjà été publiées par M. Lucas Championnière et par Maison (1), que la douleur disparaît habituellement après la 3e ou la 5e séance de massage, c'est-à-dire de 6 à 10 jours après la fracture. Il sera nécessaire d'établir quelques différences au sujet de l'âge et de l'état de santé du malade. Chez le rhumatisant la douleur pourra persister plus longtemps, on pourra même observer des phéno-mèmes aigus, comme chez le malade dont nous avons rapporté l'observation VIII.

2° La résorption plus rapide de l'épanchement est un fait déjà démontré par l'expérimentation et l'anatomie pathologique. — Il reste à l'expérimentation clinique d'apporter un supplément de preuves.

La mensuration était le meilleur moyen de s'assurer de ce fait, et pour nous mettre à l'abri de l'erreur, nous avons pris seulement les cas où les points de repère étaient faciles à retrouver. Le coude, le genou et le poignet.

Dans les observations VIII et XIII, nous trouvons que la diminution a été de un demi-centimètre après le massage et de un centimètre et demi le lendemain, ce qui indique nettement la facilité plus grande d'absorption

(1) Maison. Th. de Paris, 1886.

après ce moyen thérapeutique dont l'action se prolonge évidemment pendant un temps assez long.

Cependant, dans quelques cas (Obs. VIII), on a pu voir une recrudescence de la tuméfaction ; mais ces cas s'observent seulement à la suite de poussées inflammatoires.

En même temps que le gonflement disparaît, on voit l'ecchymose remonter le long du membre parfois très haut, mais toujours avec une grande rapidité. Il semble de plus que l'ecchymose est moins marquée aux environs de la facture que l'on ne l'observe quand on n'a pas pratiqué le massage.

3° L'atrophie musculaire *n'existe pas ou est moins considérable* qu'après l'immobilisation continue. — Nous avons mesuré les mollets de 20 malades atteints de fracture ancienne du peroné, la plus récente datait de six mois et nous avons trouvé une atrophie variant de 1 à 3 centimètres et demi. Nous-même avons été atteint de fracture de l'extrémité inférieure de péroné droit immobilisé pendant 30 jours, et nous avons gardé de la raideur articulaire pendant trois mois et une atrophie de 2 centimètres la fracture date de 1883. Dans toutes les observations que nous relatons, la mensuration du mollet a été faite à trois travers de doigt au dessous de la tubérosité antérieure du tibia.

Chez six de nos malades, atteints de fracture du péroné avec entorse et qui ont été massés et mobilisés, nous n'avons qu'un demi-centimètre d'atrophie chez le malade de l'observation XXVI, une légère différence (Obs. XXVIII, XXIX) et pas du tout pour les trois autres

Pendant la consolidation de l'os fracturé, le muscle ne reste pas inactif, grâce au massage et à la mobilisation, la circulation intra-musculaire reste la même, ses éléments ont moins de tendance à dégénérer. Il n'y a pas d'atrophie du membre.

4° Les raideurs articulaires sont plus sûrement évitées que par les autres moyens; nous voyons chez les personnes âgées les mouvements redevenir complets aussitôt que la fracture est consolidée.

Après des fractures de la rotule, du col de l'humérus et de l'extrémité inférieure du radius, nous n'avons pas eu ces raideurs persistantes, désespoir du malade et du chirurgien.

Dans les observations que nous publions, nous n'avons pas à signaler cet accident, et aussitôt que la consolidation de la fracture est complète, le malade peut se servir de son pied, de ses doigts ou de sa main.

5° La durée de la cure complète de la fracture se trouve ainsi abrégée par ce mode de traitement. Nous ne voulons pas dire que la consolidation osseuse soit plus prompte, mais comme à la suite de la fracture nous n'avons pas d'accidents, la marche est possible aussitôt que le squelette osseux a repris sa solidité. Les différents auteurs qui ont traité des fractures se sont occupés du temps nécessaire à la consolidation pour la fracture du radius, et il faudrait de 18 à 20 jours chez les jeunes sujets, de 25 à 30 chez l'adulte. Mais si, après la consolidation, le retour des mouvements n'est pas immédiat, et l'on peut dire que c'est presque la règle, le malade n'en reste pas moins impotent jusqu'à ce que tout accident de raideur ait entièrement disparu.

Hamilton (1), qui relate cinq cents fractures de l'extrémité inférieure du radius, signale l'extrême fréquence du gonflement à la face palmaire de l'avant-bras, s'étendant du bord supérieur du ligament annulaire à quatre ou cinq centimètres plus haut. Ce gonflement dure plus longtemps chez les sujets âgés et faibles, il est en rapport avec le degré d'ankylose que présentent le poignet et les doigts, il disparaît d'ordinaire en même temps que la raideur articulaire. Mais cette dernière complication présente parfois une durée fort longue, et c'est l'accident que nous avons le moins à signaler après le massage.

Nous voyons les malades se servir de leur main du 18ᵉ au 22ᵉ jour, comme si jamais il n'y avait eu de fracture; à ce moment la consolidation est complète, — la guérison l'est aussi. I en est de même pour les fractures du col de l'humérus et du fémur, pour celles du péroné et de l'extrémité externe de la clavicule. La durée de consolidation varie pour chacune d'elles, mais la cure de la fracture s'en trouve abrégée.

Enfin, nous signalons l'absence complète des troubles trophiques, du côté de la peau, qui, grâce aux manipulations thérapeutiques, est restée dans d'excellentes conditions. Il en est de même des vaisseaux qui ne présentent pas d'altération, et ainsi se trouvent évités les accidents signalés par Velpeau et décrits par Azam, la thrombose et l'embolie.

(1) Hamilton, loc. cit., p. 351.

CHAPITRE VI

Manuel opératoire.

Le massage dans les fractures juxta-articulaires peut se faire avec ou sans appareils, c'est cette dernière pratique qui nous occupera surtout, elle se fait avec la main et comprend quatre manœuvres différentes : l'effleurage, la friction, le pétrissage et le tapotement. Dans tous les cas, on aura soin de raser la région, s'il est besoin, et de l'enduire d'un corps gras additionné d'huile essentielle d'odeur agréable.

L'*effleurage* consiste en passes légères que l'on exécute avec la main sur la peau. La paume, les doigts, la pulpe des pouces, les articulations phalangiennes, les poings fermés (Kammgriff), peuvent être employés suivant la région. La direction des passes sera centripète, le membre devra être légèrement élevé.

La *friction* diffère de la manœuvre précédente en ce que la force déployée est plus considérable, et qu'il y a alternance dans le mouvement des mains, on doit l'exécuter surtout avec l'extrémité des doigts, principalement des index, pour suivre facilement les dépressions et fouiller ainsi les parties molles (Berne). Quand les surfaces sont très petites et que l'on veut agir sur la profondeur, on déplace la peau, les aponévroses et les muscles par une sorte de tremblement du doigt (Metzger).

Dans le *pétrissage*, tantôt on soulève les muscles pour les isoler et les comprimer entre les doigts, ou bien encore on roule entre les mains la totalité des muscles d'une région.

Le *tapotement* comprend : 1° le *claquement*, qui se fait avec la paume de la main ou des instruments percuteurs de Sarlandières, battoir dorsal de Klemm, ballon en caoutchouc de Berne ; 2° les hachures qui se font avec le bord cubital de la main.

Disons enfin que le massage doit être complété par des moyens physiques : les mouvements passifs et actifs.

I. *Exposé des différentes méthodes.* — Les auteurs sont loin d'avoir suivi la même façon de procéder dans l'application du massage aux fractures. Les différences d'opinion portent sur les cas susceptibles d'être ainsi traités, sur le moment où l'on doit appliquer le massage, sur la façon dont on doit le faire, sur l'emploi de moyens contentifs ou non.

Pour ce qui est des variétés de fracture, les auteurs s'accordent à dire que, quand il n'y a pas de déplacement, le massage est nettement indiqué. Mais, dans les cas de déplacement léger, les uns s'abstiennent, les autres massent. Si le déplacement est considérable dans les fractures à grand foyer, de l'olécrâne, de l'extrémité supérieure de l'humérus, Lucas Championnière se borne à provoquer des mouvements dès le début, et ne fait le massage que vers la troisième semaine (1).

Berne, dans les cas de déplacement, propose d'appliquer un appareil pendant 12 à 15 jours et de faire exécuter aux doigts des mouvements passifs dès que la douleur est dissipée.

Quant au moment d'application du massage, pour le radius et le péroné, Lucas Championnière le fait dès la première semaine, parfois encore le premier jour, mais habituellement il laisse deux à trois jours de repos, il pratique l'effleurage sans passer au niveau de la fracture, à mesure que la douleur s'atténue, il augmente la pression ; la durée totale de la manœuvre est de 10 à 12 minutes, le membre est entouré d'ouate et placé en écharpe ou dans une gouttière.

Starke fait la réduction et le massage dès le premier jour, il place ensuite une sorte de cataplasme de gypse qui durcit et peut être enlevé à volonté, le foyer de la fracture étant saisi à pleine main, un aide fait l'extension, la douleur est minime. S'il y a un épanchement, il place une bande en caoutchouc élastique pendant 15 ou 30 minutes, et fait ensuite le massage de la périphérie vers le centre. Gerst a appliqué cette méthode (obs. XLVI). Bruberger veut qu'on comprime la région de la fracture par une bande de caoutchouc qu'on laisse en place d'une demi-heure à quatre heures ; après l'avoir enlevée, on masse de manière à pousser l'extravasat sanguin dans la direction des voies lympathiques, on le fait ainsi très

______

(1) In journal de Lucas Championnière, septembre 1886, art. 13338

vite disparaître, les limites des fragments se dessinent et il est possible de réduire.

Norstrom dit que le massage est utile à deux époques :

1° Au début, parce qu'il favorise la résorption de l'épanchement, qu'il diminue la tuméfaction et la sensibilité locale ;

2° Après l'enlèvement de l'appareil, il aura raison de l'atrophie musculaire, des indurations ou des rétractions voisines du cal. Nous dirons que, si le massage a été appliqué dès le début et continué pendant la consolidation, on se sera mis à l'abri de ces accidents. Pour une fracture de l'olécrâne, Ludwig Sellberg masse deux fois par jour, dès le premier jour, ne place pas d'appareil et mobilise. Dans les fractures de la rotule, le massage a été employé au début, tardivement, constamment (1).

II. — Nous allons maintenant décrire la méthode que nous avons employée dans le traitement des malades dont nous avons publié les observations à la fin de ce travail.

Dans les fractures de l'extrémité inférieure du radius avec déplacement, cas de beaucoup les plus fréquents, nous avons de suite réduit la fracture en plaçant l'avant-bras dans la demi-flexion, l'extension et la contre-extension étant faite par deux aides, nous faisions porter en dehors le bord cubital de la main du malade. On s'assurait de la bonne réduction de la fracture par la situation des apophyses styloïdes, celle du cubitus étant

(1) Obs. de Gerst, de Rosander, de Berghman in massage de Norstrom, p. 159.

normalement plus élevée que l'autre d'un demi-centimètre. Séance de massage de 10 minutes de durée,
effleurage très superficiel au début, sans passer sur le
trait de fracture, puis attelle plâtrée venant jusqu'au
milieu de la main, au moyen de bandelettes de diachy-
lon ce moyen contentif était maintenu en place, tout en
pouvant s'enlever avec facilité. Tous les deux jours, après
avoir retiré l'attelle, nous faisions une nouvelle séance
de massage, effleurage, friction, puis pétrissage, quelques
mouvements passifs du poignet et des doigts. Au huitième jour, mouvements actifs et retrait complet de
l'attelle dès le 12e ou le 15e jour. A ce moment l'écharpe
était pareillement retirée et le malade commençait à se
servir de sa main.

Dans les fractures sans déplacement nous avons laissé
l'attelle de côté, nous bornant à placer l'avant-bras du
malade dans une écharpe pendant les 10 ou 12 premiers
jours.

Le nombre des séances de massage a varié de 6 à 10.

Dans les fractures du péroné dès le premier jour,
nous avons fait de larges effleurages centripètes com-
mençant à deux ou trois centimètres du trait de fracture,
et remontant jusque vers la partie interne du genou. Le
membre était placé sur un coussin, un peu élevé. Puis
saisissant le talon du malade dans la paume de la main,
nous suivions en le dégageant le tendon d'Achille jusqu'au mollet. A ce moment, faisant placer le malade
dans le décubitus latéral, nous faisions fléchir la jambe
sur la cuisse, de façon à ce que la partie moyenne de la
jambe reposa sur le bord du lit ou sur un coussin, grâce

à ce moyen, indiqué pour bien rechercher une fracture du péroné, nous obtenions le relâchement des muscles et nous pouvions alors pétrir avantageusement et sans douleur les gastro-cnemiens, le soléaire et les muscles profonds, conditions favorables pour éviter l'atrophie. Après une séance de 10 minutes, le membre était immobilisé dans une attelle plâtrée postérieure maintenant le pied à angle droit. L'attelle était retirée tous les deux jours pour permettre le massage et les mouvements des orteils et de l'articulation tibio-tarsienne. D'après les conseils de Berne nous avons aussi pratiqué dans quelques cas le tapotement des muscles des membres au moyen de son ballon de caoutchouc.

Dans les fractures de la rotule, le massage a été fait dès le premier jour de l'arrivée du malade, il consistait en larges effleurages centripètes, puis en frictions sur les parties latérales des fragments rotuliens, au moyen de toute la surface de la paume de la main et des doigts. On tâchait d'obtenir aprèschaque séance de 15 minutes le rapprochement des fragments, puis le membre entouré d'un bandage ouaté était placé dans une sorte de petit hamac suspendu au ciel du lit, maintenant le membre élevé, le talon distant du plan du lit de 30 à 35 centimètres.

Le massage a été bien supporté par nos malades dès la première séance; dans l'intervalle nous avons noté l'absence absolue de la douleur. Nous avons joint à l'effleurage et aux frictions le pétrissage et le tapotement des muscles de la jambe et de la cuisse, principalement du triceps crural.

Après la disparition complète de l'épanchement, qui a eu lieu dans un cas après la troisième séance et, dans les autres cas, après la cinquième et la sixième (Obs. IX, X), nous avons employé, au moment où les fragments se mettaient facilement en contact, les griffes de Malgaigne ou du professeur Duplay destinées à empêcher l'écartement des fragments rotuliens. Une attelle plâtrée postérieure, facile à enlever, maintenait le membre immobile, mais tous les trois ou quatre jours, nous avions soin de faire plier et étendre le genou après avoir retiré l'attelle, les griffes restant en place, à ces mouvements peu douloureux nous joignions le pétrissage des muscles de la cuisse et, dans un cas, l'électricité. La durée du traitement a varié de 40 à 52 jours, mais à la suite nous n'avons pas eu cette raideur persistante si difficile à vaincre chez les personnes d'un certain âge et, malgré les mouvements imprimés au genou, les fragments osseux bien maintenus par les griffes ont pu se souder et présenter un cal de dimensions peu appréciables, l'écartement dans la flexion étant dans une de nos observations à peine appréciable.

Du reste au massage et à la mobilisation on pourrait joindre l'électricité, moyen qui a été plusieurs fois proposé pour combattre la tendance à l'atrophie du triceps dans les fractures de la rotule que l'on immobilisait. Le traitement que nous avons employé est donc une méthode complexe, puisqu'il emploie à la fois les moyens contentifs et l'immobilisation et, d'autre part, le massage et la mobilisation.

Mais les expériences déjà faites depuis longtemps et

les merveilleux effets du massage touchant la disparition de l'épanchement, nous ont montré l'efficacité de ce moyen.

Dans les fractures de l'olécrâne et de l'épitrochlée la règle que nous avons suivie a été la même que dans les fractures de la rotule : pas de griffes, mais massage et mobilisation, puis immobilisation dans un appareil plâtré enlevé à chaque séance et retiré définitivement vers le 15° jour.

Pour les fractures du col du fémur, étant donnés les résultats assez médiocres fournis par les différents traitements employés, nous avons tenté d'expérimenter le massage. Comme nous l'avons fait voir dans les quatre observations que nous avons publiées, les résultats n'ont pas été moins satisfaisants que par les autres modes de traitement. Dès les premiers jours, on faisait de larges effleurages, puis des frictions à la partie antéro-externe de la partie supérieure de la cuisse, en ayant soin de comprimer sur les parties profondes et en faisant une sorte de mouvement en spirale pour se diriger vers la face interne du membre. Le massage a toujours été bien supporté, la diminution de l'épanchement a été beaucoup plus rapide et la marche n'a pas été trop longue. De plus la déformation et le raccourcissement n'ont pas été tellement accentués qu'ils aient pu être une cause d'infirmité pour les malades.

Dans les fractures du col de l'humérus, il nous est plus difficile de nous prononcer, car nous n'avons pas eu suffisamment d'éléments d'étude à notre disposition, mais les bons résultats obtenus dans le traitement des autres fractures et dans un cas de ce genre nous per-mettent de croire que ce procédé sera très efficacement mis en pratique.

OBSERVATION 1,

Fracture extra-capsulaire du col du fémur. — Pénétration des fragments. — Massage. — Marche le 35ᵉ jour.

G. Catherine, 70 ans, cuisinière, entrée le 13 octobre 1887,
salle sainte-Clotilde, nº 8.

Chute la veille sur le rebord d'un trottoir, la hanche reçoit le
coup. Marche impossible.

13 octobre. Impotence absolue, gonflement, ecchymose su-
perficielle et assez tendue, douleur vive à la pression sur le
grand trochanter. Raccourcissement 18 ᵐᵐ. Légère rotation du
pied en dehors.

Pas de mobilité anormale, pas de crépitation. Mouvements
provoqués possibles, mais douloureux. Bronchite intense.

Massage pendant 15 minutes, à la fin mouvements provoqués
indolores. Membre placé sur un coussin formant gouttière
pour assurer la rectitude.

Tous les deux jours, massage; au 6º, la région n'est plus douloureuse, l'ecchymose s'étend le long du tronc jusqu'au voisinage des dernières fausses côtes. Mouvements très faciles, plus
de gonflement. Congestion pulmonaire.

Le quinzième jour, la malade s'asseoit sur son lit, plus de
massage, mais quelques mouvements qu'elle exécute elle-même.

5 novembre. La malade se lève et marche avec des béquilles;
le 19 novembre, elle quitte l'hôpital marchant avec une canne.
Raccourcissement 15 ᵐᵐ. Du jour où la malade s'est assise, les
troubles respiratoires ont cessé.

Observation II.

Fracture du col du fémur intracapsulaire. — Pas de pénétration. — Massage. — Marche possible le 38e jour.

C. Honorine, 75 ans, sans profession, tombe en descendant du lit, le 5 juillet 1887. Transportée salle Sainte-Clotilde, lit n° 10, le jour même, on constate un gonflement considérable de la hanche gauche, crépitation marquée, douleur très vive aux mouvements provoqués, raccourcissement d'un centimètre. Mesures prises d'épine iliaque antéro supérieur à malléole externe.

Massage prolongé, 20 minutes, douleur moins vive, gonflement persiste. Le genou est soulevé sur un coussin, le pied est droit.

7 juillet. Le gonflement a diminué ecchymose à la partie antéro externe nouveau massage.

Huit séances en tout, une tous les deux jours, pas de mobilisation, mais il se fait de la congestion pulmonaire, on asscoit la malade sur le lit. 17e jour. Le gonflement a disparu. Le grand trochanter un peu remonté n'est pas plus gros. Les jours suivants on lève la malade avec précaution, elle est assise sur une chaise longue. Le 35e jour elle peut se lever et faire quelques pas avec des crosses. Le 38e jour elle quitte l'hôpital. Les mouvements spontanés sont faciles et indolores, la malade peut s'appuyer légèrement sur le pied. Il y a deux centimètres de raccourcissement, un de plus que le premier jour.

Observation III.

Fracture intracapsulaire du col du fémur. — Mort le 18e jour. — Disparition complète de l'épanchement après le massage.

M. Augustine, 80 ans, journalière, entrée le 8 septembre 1887 salle Sainte-Clotilde, n 5.

Chute dans sa chambre à la suite d'un faux pas, 6 septembre, transportée deux jours après à l'hôpital.

Gonflement considérable de la hanche gauche. Ecchymose légère, douleur vive à la pression et aux mouvements. Pas de crépitation. Raccourcissement peu marqué 1 1/2. Rotation du pied en dehors.

Massage prolongé et vigoureux. Peu douloureux à la fin. Pas d'immobilisation du membre, le pied est maintenu droit avec des coussins et quelques lacs, la malade, très grasse, ne peut rester couchée, le tronc est soulevé au moyen d'oreillers. Après la sixième séance de massage, le 12e jour, on constate que le grand trochanter n'est pas augmenté de volume, l'œdème et le gonflement ont disparu.

Nous songeons à faire lever la malade, qui est très oppressée, mais elle a eu de la fièvre et nous constatons l'existence d'une pneumonie du côté droit. Mort le 18e jour.

A l'autopsie, pas de sang extravasé au pourtour de la fracture, qui est intra-capsulaire, la partie inférieure du col pénètre un peu dans le tissu spongieux de la tête. Le trait de la fracture est un peu oblique de haut en bas et de dedans en dehors.

Le travail de consolidation est nul.

OBSERVATION IV.

Fracture du col du fémur (intra capsulaire)? — Massage. — Marche le 40e jonr. — Claudication prononcée.

M. 68 ans, lingère, chute dans l'escalier, entrée le 3 août 1887, salle Sainte-Clotilde, n° 20. Peu de gonflement, pas d'ecchymose, douleur à la pression. Impotence fonctionnelle, pas de raccourcissement, déviation du pied en dehors.

6 août. Raccourcissement de 2e gonflement, massage répété tous les deux jours jusqu'au 20 août. Plus de gonflement ; la malade s'asseoit sur son lit et se lève le 30e jour avec béquilles, le 40e jour elle marche à l'aide d'une canne et présente une

Léonardon-Lapervenche.   4 claudication marquée. Au mois d'octobre, la malade marche bien, mais la claudication persiste.

OBSERVATION V.

Prise dans le service de M. Quenu.

Fracture de l'extrémité inférieure du radius droit. — Fracture du col huméral gauche. — Massage et mobilisation.

L. Jean, 46 ans, cocher, entré le 4 novembre 1887, salle Saint-Vincent de Paul, n° 1.

Chute du siège de sa voiture.

Fracture du radius droit, réduction, massage, pas d'appareil. Le 19 novembre le malade se sert de sa main et boutonne son pantalon; pas de déformation, pas de raideur.

Du côté de l'épaule, le jour de l'entrée, gonflement considérable, crétidation en sac à noix, douloureuse. Massage quotidien, le 8e jour disparition du gonflement, plus de douleur, le bras est en écharpe et le malade le remue un peu.

20 novembre. Les mouvements du bras gauche sont revenus en presque totalité, mais le malade ne peut encore mettre la main sur la tête. Il se sert facilement de son bras.

OBSERVATION VI.

R. 61 ans, boulangère, venue le 8 mai 1887, salle Sainte-Clotilde. — Trois attaques de rhumatisme. — Chute dans l'escalier.

Au moment de son entrée, fracture à l'extrémité inférieure du radius droit. Peu de déformation. Apophyses styloïdes au même niveau. Douleur très vive. Impotence fonctionnelle absolue. Massage après réduction qui se maintient. Petite attelle de carton ouatée. Premières séances de massage très douloureuses. Ce n'est qu'au 15e jour, après la 8e séance, qu'il y a disparition complète de la douleur, la malade prend un livre, et tourne facilement les pages avec sa main droite. Il y a pas de déformation, un mois après on ne reconnaît pas le côté frac-turé.

OBSERVATION VII.

Fracture du 5ᵉ métacarpien. — Massage, pas d'appareil, guérison le
15ᵉ jour.

Mᵐᵉ V. 35 ans, fait une chute sur le bord saillant d'une marche, heurte le bord externe de la main gauche. Pendant trois jours, elle souffre beaucoup malgré des applications de liquides résolutifs. Elle vient dans le service le 4ᵉ jour, 15 octobre 1887 on constate une crépitation légère, la douleur est vive. A la troisième séance de massage elle avait complètement disparu, le 15ᵉ jour, la malade se servait facilement de sa main.

OBSERVATION VIII.

Fracture de l'épitrochlée. — Epanchement sanguin considérable. —
Massage. — Arthrite du coude. — Guérison sans raideur art
culaire.

G. 44 ans, ébéniste, entré le 6 juin 1887, salle Saint-Félix, nº 13.

Le malade nous dit que, souffrant du genou droit depuis quinze jours, il avait voulu descendre du chemin de fer en marche et qu'un faux pas l'avait fait tomber, la main retenait encore la poignée du wagon ; il avait été projeté en avant et n'avait pu, à la suite, se servir du bras droit.

Trois ans auparavant, attaque de rhumatisme articulaire aigu. Pas de lésions cardiaques. Depuis quinze jours hydar-throse du genou droit.

7 juin. Le coude est presque triplé de volume, pas de sail-les osseuses. Impotence fonctionnelle absolue. Diagnostic

Fracture probable de l'extrémité inférieure de l'humérus. Pas de luxation. Massage de 15ᵐ ; peu douloureux.

9 juin, l'épanchement a beaucoup diminué 1 c.1/2. L'olécrâne n'est pas mobile ; il n'en est pas de même de l'épitrochlée. Nouveau massage, Légers mouvements de flexion et d'extension.

10 juin. — Le malade a beaucoup souffert du coude, la région est chaude, très douloureuse au moindre contact. De plus le genou est également plus douloureux, fièvre, sudation légère. — Nous donnons 6 gr. de salicylate de soude et pratiquons un massage très léger.

Le 11. — Moins de douleur, moins de tuméfaction, le salicylate est continué pendant quatre jours. Les accidents aigus se calment, et peu à peu le coude reprend ses proportions normales.

Le 20ᵉ jour, le bras est retiré de l'écharpe, les mouvements de flexion et d'extension sont assez faciles, le malade quitte l'hôpital.

Au mois d'août, il existe seulement un peu de tuméfaction osseuse au-dessus de l'épitrochlée. L'artrhite du genou a disparu.

OBSERVATION IX.

Fracture de la rotule. — Massage et mobilisation. — Rapprochement des fragments au moyen des griffes de Malgaigne. — Guérison le 45ᵉ jour.

V....., 49 ans, ferblantier, se fracture la rotule droite en descendant un escalier. Ecartement de 0,05, au moment de son entrée, salle Saint-Félix, n° 3.

Abondant épanchement, flexion de la jambe très difficile. Massage.

8 mars. — Trois jours après son entrée, l'épanchement a disparu, il y a eu trois séances de massage.

Application de la griffe de Malgaigne, gouttière plâtrée sous le genou et la jambe. Membre élevé. Tous les trois jours, mobilisation du genou. L'épanchement ne s'est pas reproduit. Au 40e jour tout est enlevé ; le malade commence à se lever et marche bien 5 jours après. Degré d'écartement des {fragments dans l'extension 0,5, dans la flexion 0,8. Angle de flexion 80.

OBSERVATION X.

Fracture de la rotule gauche. — Immobilisation des fragments par la griffe du Pr Duplay. — Massage et mobilisation. — Guérison le 48e jour.

H....., Louis, 56 ans, employé, entré le 5 août 1887, 1er pavillon, n° 18.

Fracture transversale, écartement de 8 centimètres. Epanchement considérable, arthrite sèche à droite.

Quatre séances de massage de 10 minutes tous les jours. Peu de douleurs. Le 5e jour plus de liquide. Les fragments se mettent facilement en contact.

On applique la griffe du Pr Duplay, gouttières ; tous les quatre jours, mobilisation du genou. Au 45e jour le malade se lève, plus d'écartement des fragments. Raideur articulaire nulle.

OBSERVATION XI.

Fracture de la rotule. — Ecartement de 10 centimètres. — Massage. — Immobilisation de courte durée. — Mort le 30e jour. — Autopsie.

Z....., 60 aus, entré le 5 avril 1887, 1er pavillon, n° 20. Fracture à la suite d'une chute sur le rebord d'un escalier. Le genou est très volumineux, on ne peut rapprocher les fragments. On songe à faire la suture osseuse. Massage. Après la 5e séance disparition complète de l'épanchement. Les fragments se mettent en contact.

Le 12. — Le malade est placé dans une gouttière, on rapproche les fragments avec des bandes.

Le 18. — Griffe de Malgaigne. Légers mouvements de flexion renouvelés tous les cinq jours.

1er mai. — Pneumonie du sommet droit. — Mort le 5.

Autopsie. Cal fibreux de 0 0,5 plus d'épanchement dans le genou. Mouvements libres. La guérison eût été promptement obtenue.

Observation XII.

Fracture transversale de la rotule droite. — Griffe du Pr Duplay après massage. — Disparition rapide de l'épanchement.

Le malade qui fait le sujet de cette observation est arrivé avec un épanchement considérable, on était sur le point de faire la ponction, mais en trois jours, après trois massages, l'épanchement était résorbé. On a appliqué facilement la griffe du Pr Duplay. Le membre est dans une gouttière plâtrée depuis huit jours seulement.

Observation XIII.

Fracture des deux avant-bras. Eextrémité inférieure radius droit. — Massage. — Immobilisation du côté gauche. — Guérison plus rapide du côté massé.

Henri X....., 15 ans 1/2, ferblantier, entré le 15 avril 1887, 1er pavillon, n° 1, service de M. L. Labbé.

Fracture de l'extrémité inférieure du radius droit, élévation de l'apophyse styloïde du radius, déformation au dos de la fourchette, main rejetée en dedans. Réduction assez facile; elle se maintient en place, massage de 10 minutes. Peu douloureux au début, indolore à la fin. Attelle plâtrée venant sous le milieu de la main, et maintenue par deux circulaires de dia-

chylon. Massage tous les deux jours. L'attelle est enlevée chaque fois. Six séances en tout.

Le 28. — Le membre est laissé libre, le malade se sert de
sa main pour s'habiller; depuis le 3ᵉ jour il avait mangé seul.

Du côté gauche l'avant-bras a été immobilisé dans l'attelle
plâtrée en spirale, le malade a beaucoup souffert pendant 48
heures. La guérison a été complète le 21ᵉ jour, mais le poignet
est resté raide et, un mois après, il n'avait pas la même liberté
de mouvement que du côté droit.

OBSERVATION XIII *bis.*

Fracture du radius. — Epanchement considérable avec tuméfaction.
— Guérison le 18ᵉ jour.

J...., 34 ans, cocher, entre le 12 juillet 1887, 1ᵉʳ pavillon,
n° 22.

Le malade a fait une chute de son siège. Le poignet gauche
est le siège d'une tuméfaction considérable, on ne reconnaît ni
saillie osseuse, ni fracture. La région est très douloureuse. La
circonférence du poignet est de 28 c., la moyenne chez un
homme adulte étant de 20 à 25. Le point où l'on a pris la circonférence est marqué au nitrate d'argent.

Massage de 20 minutes, indolore, à la fin le poignet n'a plus
que 27 c., le lendemain 26 c., au 12ᵉ jour il était de 24 c., et on
reconnaît une fracture du radius qui est réduite. Le massage est
continué jusqu'au 16ᵉ jour, 10 séances; le 18ᵉ jour le malade se
sert de sa main et peut jouer aux cartes.

L'avant-bras avait été simplement immobilisé dans une
écharpe.

OBSERVATION XIV.

Fracture de l'extrémité inférieure du radius droit. — Massage. —
Guéri le 17ᵉ jour.

Jules B....., 24 ans, cocher, entré le 11 juillet 1887, 1ᵉʳ pavillon, n° 24, service de M. L. Labbé.

Fracture de l'extrémité inférieure du radius droit, déformation marquée, gonflement, douleur, réduction immédiate et
massage.

Six séances à deux jours d'intervalle ; plus de douleurs
après la seconde. Pas d'appareil, l'avant-bras est placé dans
une écharpe, le 10ᵉ jour le malade le remue un peu et saisit
son mouchoir ; à partir de ce jour progrès rapides ; il quitte l'hôpital le 28 juillet.

Le 5 août, il conduisait sa voiture, et tenait le fouet de la main
droite sans aucune difficulté. Pas de déformation.

OBSERVATION XV.

Fracture du radius droit. — Massage et attelle plâtrée. — Guérison
le 15ᵉ jour.

Mme G....., 54 ans, cuisinière, venue le 7 août dans le service de M. Labbé.

Chute de sa hauteur sur le poignet, fracture de l'extrémité
inférieure du radius droit, vive douleur, impotence complète,
peu de déformation.

7 août. — Réduction facile. Massage, attelle radio-palmaire,
plus de douleur après le massage, peu de gonflement.

Le 9. — L'attelle est enlevée, massage et mouvement du poi
gnet.

Trois autres séances ; le 13ᵉ jour l'attelle est supprimée, le 15ᵉ
jour la malade reprend ses occupations.

OBSERVATION XVI.

Fracture de l'extrémité inférieure du radius droit. — Gonflement
considérable. — Massage. — Guérison le 18ᵉ jour.

Pierre F....., 49 ans, verrier, venu le 9 août 1887, salle Saint
Félix, service de M. L. Labbé.

Chute de sa hauteur, fracture de l'extrémité inférieure du
radius droit, gonflement et déformation très marquée. La fracture date du 7 août.

9 août. — Réduction très douloureuse, ne se maintient pas sans appareil. Après massage, double attelle plâtrée.

Le 11.— Le gonflement a disparu, les attelles ne maintiennent plus le poignet, la fracture reste réduite. Nouveau massage. Plus de douleur.

Le 13. — Quelques mouvements. Massage et bras en écharpe. Deux autres séances. Dix-huit jours après, le malade se sert de ses doigts, il n'y a ni raideur ni déformation.

Observation XVII

Fracture des deux radius. — Massage à gauche. — A droite, immobilisation. — Guérison le 18e et le 25e jour.

C..... Madeleine, 23 ans, entrée le 15 décembre 1887, salle Ste-Clotilde n° 16.

Chute d'un troisième étage, fracture du coccyx, entorse tibio-tarsienne, fracture des deux radius, extrémité inférieure. Déformation classique. A droite, la réduction ne se maintient pas seule. Attelle en spirale. A gauche, réduction plus stable. Simple attelle palmaire après massage. Pas de gonflement, la malade a été massée aussitôt arrivée. Après la 4e séance, elle mange avec cette main. 15e jour, guérison. A droite l'appareil est retiré le 20e jour. Un peu de raideur; au 25e jour, tous les mouvements sont possibles.

Mais l'articulation tibio-tarsienne traitée par la compression est restée extrêmement douloureuse.

Observation XVIII
(*Résumé th. de Maison*)

Fracture de l'extrémité inférieure du radius droit. — Guérison le 21e jour.

Mme B....., âgée de 43 ans. Fracture au 1/3 inférieur. Massage le 4e jour, puis immobilisation. Fracture guérie le 21e jour après douze séances.

Observation XIX

(Résumé th. de Maison)

Fracture du radius droit. — Massage. — Guérison le 16ᵉ jour.

H....., 46 ans. Chute de sa hauteur. Pas de déformation. Un peu de crépitation. Epanchement sanguin considérable. Massage 4 jours après l'accident. 6ᵉ massage, plus de douleur. 11 séances en tout. Le malade sort le 16ᵉ jour, guéri.

Observation XX

(Résumé th. de Maison)

Fracture de l'extrémité inférieure du radius gauche. — Massage. — Guérison le 20ᵉ jour.

B....., 47 ans. Déformation légère. Ouate sur le poignet. Quatre séances de massage, puis le malade se masse lui-même. Mouvements libres. Guérison le 20ᵉ jour.

Observation XXI

(Résumé th. de Maison)

Fracture de l'extrémité inférieure du radius gauche.

L....., 67 ans, fracture. Peu de déformation. Massage. 12 jours après l'accident, poignet pas très fort mais mouvements bons.

Observation XXII

(Résumé th. de Maison)

Fracture de l'extrémité inférieure du radius gauche.

S....., 55 ans. Fracture, déformation. Engrènement des fragments. Pas d'appareils. Massages. Guérison totale le 22ᵒ jour.

Observation XXIII

(*Résumé th. de Maison*)

Fracture de l'extrémité inférieure du radius gauche.

Garçon de 15 ans. Fracture. Déformation légère. Agitation. Massage le lendemain. Au 8ᵉ jour, le malade se servait de sa main. Dix séances de massage. Guérison le 15ᵉ jour.

Observation XXIV

(*Résumé Dʳ Delaporte*) (1)

Fracture du radius droit avec entorse grave, déformation considérable. — Massage. — Guérison très rapide.

22 juillet. — Chute de cheval. Déformation très marquée, gon-
flement considérable. Massage de 12 à 15 minutes par M. Lucas Championnière. Pas de réduction. Bande autour du poignet.

Le 24. — Massage. Le malade peut signer.

Le 25. — Massage. Signature facile.

Puis sept séances de massage, une tous les jours.

18 jours après l'accident, le malade écrivait pendant plus d'une heure ; 37 jours après il remontait à cheval.

La déformation assez considérable au début a laissé peu de traces.

Observation XXV

(*Résumé*) (2)

Fracture du radius droit.

Jeune fille. Fracture du radius. Pas de déformation. Massage le 8ᵉ jour seulement. 19 jours après, la malade se servait de sa main pour repasser le linge.

---

(1) In journal de méd. et de chir. pratique: fév. 1887, art. 13439.
(2) Berne, in Revue gén. de chir. et thérap. 30 juin, 1887

Au dynamomètre elle conservait, le 22ᵉ jour, 26 kilog. tandis que la main gauche ne donnait que 4 kilog de plus.

OBSERVATION XXVI

Fracture de l'extrémité inférieure du péroné droit. — Pas de déplacement. — Massage. — Guérison le 20ᵉ jour.

P....., Jules, 43 ans, journalier, entré le 6 juin 1887, salle St-Denis nᵒ 31, service de M. L. Labbé.

Chute du rebord du trottoir. Le pied tourné en dedans. Vive douleur, sensation de craquement. Marche impossible.

7 juin. — Articulation tibio-tarsienne très douloureuse. Gonflement considérable. Epanchement de sang abondant. Douleur très vive sur la malléole externe.

Massage de 10 minutes. Compression ouatée.

Huit séances de massage et de mouvements. L'épanchement a disparu le 6ᵉ jour. Le 18ᵉ jour, le malade appuie le pied par terre sans douleur. Le 20ᵉ, il marche avec une chaussette élastique. Pas d'œdème ni de raideur consécutive. Atrophie du mollet 1/2 centimètre.

OBSERVATION XXVII

Fracture de la malléole externe. — Epanchement. — Massage. — Guérison le 20ᵉ jour.

James E....., 31 ans, cocher de l'ambassade d'Angleterre, entré salle St-Félix nᵒ 13 bis, le 12 juillet 1887. Service de M. L. Labbé.

Mobilité latérale du pied. Pointe du péroné très douloureuse et mobile. Epanchement marqué.

13 juillet. — Massage de 10 minutes, compression ouatée, gouttière.

Le 15. — Le pourtour de l'articulation a diminué de 2 c.

Après six séances de massage et de mouvements, au 15ᵉ jour, le malade quitte sa gouttière et fait quelques pas. Pas d'atrophie du mollet.

Le 3 août il sort, marche avec une canne, et porte une chaussette élastique.

Observation XXVIII

Fracture de l'extrémité inférieure du péroné droit. — Massage. —
Attelle plâtrée. — Guérison le 21e jour.

J....., 23 ans, couvreur, entré le 18 juillet 1887, 1er pavillon, n° 12.

Chute d'un premier étage, puis douleur vive. Impotence fonctionnelle. Gonflement du pied.

19 juillet. — Entorse considérable, fracture de la malléole externe, mobilité latérale très nette. Beaucoup de gonflement. Douleur vive. Massage. Après la 8e séance ou 17e jour, le malade marche avec difficulté. On refait deux séances et au 21e jour il n'y a plus de douleur. Le malade quitte l'hôpital portant une chaussette élastique.

Pas d'atrophie appréciable du mollet.

Observation XXIX

Fracture du péroné par contre-coup. — 4 travers de doigt au ·dessus
de la malléole externe. — Guérison le 20e jour.

V....., 25 ans, employé du chemin de fer, entré le 16 avril 1887, salle St-Félix, n° 20.

Coup de levier au niveau de la partie supérieure de la jambe, vive douleur, fracture vers le tiers inférieur, reconnue le 5e jour. Massage. Pas d'appareil. Guérison le 20e jour. Atrophie 0,003.

Observation XXX

Fracture de l'extrémité inférieure du péroné. — Arrachement de la
malléole externe. — Vaste épanchement de sang. — Pas de déplacement. — Massage. — Delirium tremens. — Mort. — Autopsie.

Daniel J....., 35 ans, garçon marchand de vin. Entré le 20 avril, salle St Félix, n° 34.

Chute dans l'escalier. Garçon très vigoureux, buvait beaucoup. Mobilité latérale du pied très marquée.

Douleur vive sur les deux malléoles du côté gauche.

Epanchement de sang considérable.

Deux massages de 10 minutes, l'un le jour de l'arrivée, l'autre
le lendemain. Le surlendemain au matin le malade a eu du
délire dans la nuit; le pied ne présente rien d'anormal, il y a peu
de tuméfaction. On fait un léger massage et on le replace dans
la gouttière. Le soir les accidents avaient cessé.

Dans la nuit, nouvel accès de délire, le malade se lève et court
dans toute la salle. On lui applique la camisole de force.

Alcool à haute dose et injections sous-cutanées de chlor-
hydrate de strychnine 1/2 milligramme toutes les deux heures.
Les accidents ne cessent pas. Mort le matin : 42°5.

Autopsie. — Disparition complète du sang épanché au pourtour ou dans l'intérieur de l'articulation. Les fragments du
péroné sont en contact, la malléole interne a été arrachée à sa
base, mais elle n'est pas déplacée.

Congestion intense des poumons, du foie et des reins.

Rien du côté de l'encéphale.

Observation XXXI

Communiquée par notre excellent ami et collègue R. Pichevin. —
Fracture de l'extrémité inférieure du péroné gauche. — Massage. —
Pas d'appareil. — Marche le 14ᵉ jour. — Guérison le 18ᵉ jour.

Joseph L....., 25 ans, palefrenier, entré le 5 décembre 1886,
salle Cloquet, n° 35, service de M. Le Dentu.

Fracture très nette de la malléole externe. Cinq séances de
massage; dans l'intervalle, bandage ouaté compressif. Le malade
marche le 14ᵉ jour, il sort le 18°.

Pas d'atrophie.

Observation XXXII

Fracture de l'extrémité inférieure du péroné et arrachement de la malléole interne. — Massage. — Gouttière plâtrée. — Guérison le 22ᵉ jour.

Mlle E....., 22 ans, fait une chute de voiture le 6 mai 1887. Le pied est fortement porté en dehors, impossibilité de marcher, douleur très vive.

Fracture du péroné un peu au-dessus de la malléole externe. Coup de hache. Arrachement de la malléole interne qui est mobile. Peu d'épanchement. L'accident vient d'avoir lieu au moment où nous voyons la malade.

Massage de 10 minutes, peu douloureux sur la fin.

Attelle plâtrée maintenant le pied un peu en dedans et à angle droit. L'attelle est disposée de façon à se retirer et à se remettre facilement. 8 séances de massage, une tous les deux jours. Le 10ᵉ jour l'attelle est complètement enlevée. Le 22ᵉ la malade marche facilement, le pied est maintenu au moyen d'une bande de flanelle. Pas d'atrophie.

Observation XXXIII

Communiquée par le Dʳ Berne.

Mlle X..., artiste dramatique, fracture du péroné à 0,05c. au-dessus de la pointe de la malléole externe de la jambe droite.

Vue le 6 décembre 1884 par MM. Berne, Coupard et Loze. Massage immédiat de 20 minutes, attelle plâtrée postérieure.

Tous les deux jours, massage, l'appareil étant retiré. Au 16ᵉ jour, après la 9ᵉ séance, la pression sur le talon n'est plus douloureuse : on permet la marche. Le cal est encore chaud. Le 17ᵉ jour, la malade fait une centaine de pas. A partir de ce moment le mieux va en s'accentuant. Le mollet ne présente pas d'atrophie.

Observation XXXIV

Fracture étoilée de l'extrémité inférieure du radius. — Épanchement dissipé par une séance de massage. — Mort. — Autopsie.

J..., couvreur, entré au mois de juillet 1887, service de M. Labbé. Le malade a fait une chute d'un troisième étage et il vient à pied à l'hôpital. Il se plaint de quelques douleurs de côté, mais surtout du poignet droit. Beaucoup de gonflement, pas de déformation, mouvements faciles, un peu douloureux et crépitation.

Massage immédiat de 15 minutes. Le gonflement se dissipe; rien du côté du radius, pas d'augmentation de volume. Apophyse styloïde en plaie, crépitation. Bandage ouaté, écharpe.

Subitement le malade meurt dans la soirée.

Autopsie. Rien dans les différents organes. Fracture étoilée de l'extrémité articulaire du radius. Pas d'épanchements de sang extra ou intra-articulaire.

Observation XXXV

(Résumé th. de Maison).

Fracture de l'extrémité inférieure du péroné droit. — Massage. — Guérison le 11e jour.

T..., 35 ans, Fracture? Cinq massages et compression ouatée sortie le 11e jour. L'auteur se demande s'il y a eu réellement fracture.

Observation XXXVI

(In thèse de Maison).

Fracture de l'extrémité inférieure du péroné gauche. — Guérison le 17e jour.

J..., Charles, 28 ans. Fracture de la malléole externe, arrachement de l'extrémité de la malléole interne. Onze séances de massage, bandage ouaté dans l'intervalle ; guérison le 17e jour.

Observation XXXVII

(*In thèse de Maison*).

Fracture de la malléole externe droite. — Guérison le 16e jour.

Fracture de la malléole externe. Dix séances de massage, guérison le 16e jour.

Observation XXXVIII

(*Résumé th. de Maison*).

Fracture de l'extrémité inférieure du péroné droit. — Guérison le 13e jour.

A..., 59 ans. Fracture sans déplacement ni mobilité. Quatre séances de massage. Bandage légèrement serré. Marche facile le 13e jour.

Observation XXXIX

(*Résumé in th. de Maison*).

Fracture de la malléole externe droite avec arrachement d'un fragment de la malléole interne.

D..., 55 ans. Vaste ecchymose, pas de déplacement, pas de mobilité anormale. Massage immédiat, pas d'appareil. Au bout de 1 jours, le malade se lève.

Observation XL

(*Résumé in th. de Maison*).

Fracture du péroné gauche. — Durée du traitement : 16 jours.

R..., Louise, 46 ans. Fracture un peu au-dessus de la malléole externe, plusieurs séances de massage, pas d'appareil Le 15e jour, marche.

Léonardon-Lapervenche.   5

Observation XLI

(Résumé in th. de Maison).

Fracture sus-malléolaire du péroné gauche et entorse tibio-tarsienne.

C..., Jules, 22 ans. Fracture sus-malléolaire. Massage tous les
jours; jusqu'au 11e jour, le malade marche avec une canne. Le
17e jour il marche sans douleurs.

Observation XLII

(In th. de Maison).

B..., âgée de 55 ans. — Fracture du péroné gauche. — 20 jours à
l'hôpital.

Observation XLIII

(In th. de Maison).

D. A. 46 ans, fracture du péroné droit. — Vingt-et-un jours de
séjour.

Observation XLIV

(In th. de Maison.)

N. A. 40 ans. — Fracture du péroné gauche. — Dix-neufs jours de
séjour.

Observation XLV

(Dr Cochez, in journal de Championnière 1887. Art. 13440).

Chute de tramway, bord externe du pied. Entorse. Fracture
de l'extrémité inférieure du péroné par arrachement.

Trois jours après. Massage quotidien, marche chaque jour.

Après 9 séances de massage, 12 jours après l'accident, le
malade se chausse et marche.

La circonférence du pied, après guérison, a un centimètre de
plus que l'autre.

Observation XLVI

(*Résumé*).

In Norstrom (1). — Fracture du tiers inférieur du radius. — Massage. — Réduction et appareil plâtré.

Joseph W..., soldat. Fracture avec crépitation, le 15 août 1877. Effleurage contre l'épanchement et la douleur, puis réduction. Quatre séances successives et plâtre, qui est enlevé le 2 septembre. Mais rigidité des doigts et de l'articulation du poignet.

Observation XLVII

(*Résumé*).

In Norstrom. — Fracture de l'olécrâne chez un enfant de 9 ans. — Massage. — Guérison le 30e jour.

T..., âgé de 9 ans. Chute dans un escalier. Sous chloroforme, crépitation, mobilité de l'olécrane. Massage immédiat. Deux séances par jour, mouvements passifs légers. Au 30e jour, l'articulation a repris ses mouvements, il ne reste qu'un diastasis insignifiant (2).

Observation XLVIII

Fracture de l'extrémité inférieure de l'humérus. — Mobilisation et massage. — Due à l'obligeance de M. Quenu, communiquée par notre ami Despaigne, interne du service.

M. P..., 17 ans, facteur, entré salle St-Vincent, le 27 septembre 1887.

(1) Norstrom, loc, cit., p. 148.
(2) Ludwig Scllberg. Eira 26 fév. 1881, n° 4, p. 207.

Chute sur le coude de sa hauteur. Gonflement considérable du coude. Diagnostic : fracture intra-articulaire de la trochlée humérale. Pas de luxation.

Le 1ᵉʳ octobre. — Massage de 10 m., légers mouvements.

Le 2. — Nouveau massage, mouvements plus faciles. Jusqu'au 6 octobre, massage quotidien. Le malade met seul son avant-bras à angle droit. Le gonflement a presque totalement disparu. La douleur n'existe plus. Le malade quitte l'hôpital. Il n'a pas été revu.

OBSERVATION XLIX

Fracture de l'extrémité inférieure du péroné. — Massage. — Marche le 8ᵉ jour. — Service de M. Quenu, communiquée par M. Despaigne.

Q..., écuyer de l'hippodrome, entré le 20 septembre. Chute de cheval, le pied pris dans l'étrier. Diagnostic : fracture du péroné par arrachement; on sent la rainure. A partir du 22 septembre, massage quotidien, bien supporté. Disparition rapide du gonflement. Le malade se lève le 8ᵉ jour. Il sort de l'hôpital le 6 octobre. Revu huit jours après sa sortie. Le gonflement n'existe plus, pas de raideur, mais douleur légère qui occasionne un peu de claudication. Pas d'atrophie du mollet.

CONCLUSIONS

Les fractures juxta-articulaires traitées par l'immobilisation prolongée, laissent à leur suite des inconvénients
multiples dont les raideurs articulaires ne sont pas les
moindres.

Le traitement par le massage des fractures de l'extrémité inférieure du radius et du péroné, avec ou sans
déplacement, pourvu que, dans ce dernier cas, on y joi-
gne des moyens contentifs, a donné d'excellents résultats.

Les fractures du coude, de la rotule, des extrémités
du fémur et de l'humérus seront traitées avec non moins
de succès par le massage, et la mobilisation précoce
aidée de l'attelle plâtrée.

Les bons effets de cette méthode sont : la disparition
rapide de la douleur et de l'épanchement, l'absence
d'accidents consécutifs : troubles cutanés, vasculaires,
raideurs articulaire ; enfin la durée moindre de la cure,
car la convalescence est supprimée.

Paris. — Typ. A. PARENT, A. DAVY, succ., imp. de la Faculté de médecine,
52, r Madame et rue Corneille, 3

www.ingramcontent.com/pod-product-compliance
Ingram Content Group UK Ltd.
Pitfield, Milton Keynes, MK11 3LW, UK
UKHW022135070726
13613UKWH00003B/1355